AF349609

LA
CLINIQUE ANNEXE

À

L'ÉCOLE VÉTÉRINAIRE DE LYON

PAR

Gustave CHÉNIER

Vétérinaire à Pont-de-Roide (Doubs).

MONTBÉLIARD

IMPRIMERIE DE HENRI BARBIER.

LA
CLINIQUE ANNEXE
À
L'ÉCOLE VÉTÉRINAIRE DE LYON.

En créant l'enseignement vétérinaire, l'immortel Bourgelat avait doté l'institution nouvelle de principes et de règles, que ses successeurs pour la plupart ont modifiés avec plus ou moins de raison, sans s'inquiéter des résultats obtenus.

Si parmi les modifications opérées quelques unes ont été heureuses, beaucoup ont été malheureuses; en somme, la plupart ont été imparfaites ou même funestes.

Lorsqu'une réforme doit être établie, il serait à désirer qu'elle fut soumise au contrôle: Les critiques impartiales en la faisant adopter, rejeter ou modifier, seraient un sûr moyen d'obtenir de bons résultats.

Jusqu'ici, en vétérinaire, nous n'avons

lu que de très-rares critiques. La cause? la
voici:

La littérature, la statuaire, la peinture,
la musique, l'art enfin s'adressant au senti-
ment, émouvant la raison en surexcitant la
constitution physique; tout homme peut
donner une appréciation vraisemblable sur
l'œuvre qu'on lui présente.

La critique scientifique, au contraire, n'est
accessible qu'à des esprits préparés par l'étude à l'intelligence des problêmes purement
rationnels — les adeptes seuls peuvent en-
trevoir la déesse sous le voile qui l'enve-
loppe et la dérobe aux yeux profanes —
aussi le nombre des critiques est-il restreint
comme celui des spécialistes.

Cette cause n'est pas la seule, il faut
tenir compte aussi du servage auquel sont
soumis les Elèves; malheur à celui qui
porterait une main audacieuse sur la répu-
tation d'un *Prince de la science.* (C'est l'ex-
pression consacrée). Dans les Ecoles vétérinaires, l'axiome favori de la scholastique
au moyen-âge, s'épanouit dans toute la ri-
chesse de sa floraison « Magister dixit »
et l'irascibilité de certains hommes ne nous
est que trop connue!

Une fois savant officiel, le praticien se trouve aux prises avec les difficultés de la vie; son diplôme ne lui a donné qu'un champ de bataille; il s'agit de conquérir des malades, de subjuguer des clients; les luttes de la presse l'effraient, la polémique l'épouvante, les abus restent dans l'ombre et le faiseur jouit paisiblement des fruits dus à l'intrigue!

Il faut dire aussi que si la *parole est d'argent*, le *silence est d'or:* on n'a pas oublié ce qu'il advint au chef de service qui il y a quelque dix ans, a bien voulu prendre la peine de révéler les petites turpitudes qui se commettaient dans les Ecoles vétérinaires.

Cet exemple suffit et au-delà pour refroidir l'ardeur des curieux qui voudraient pénétrer dans les arcanes de l'administration.

Mais une ère nouvelle s'est ouverte pour la vétérinaire: à la tête de cette institution n'est plus un Inspecteur puritain ou efféminé, mais un homme éminent, qu'on nous dit dévoué et que nous croyons juste. Nous sommes donc convaincu qu'un abus signalé sera pour lui un abus réprimé.

A l'œuvre donc!

Sans doute on nous accusera de témérité,

nous nous y attendons, on nous accable-
ra de sarcasmes, ils nous laissent indiffé-
rent, on nous demandera quels sont nos
titres scientifiques, à nous qui jetons le
gant à des sommités médicales, qui n'avons
nul souci des susceptibilités, qui entrons
audacieusement dans le temple pour y in-
terroger les dieux et leur demander (ô scep-
ticisme!) compte de leurs oracles.

Nous répondrons qu'il ne nous appartient
pas d'apprécier nos forces, que nous n'é-
crivons pas par esprit de système, que nous
ne cherchons que la vérité, que nous ne
demandons que la justice, et que dussions-
nous encourir les foudres de ceux que
nous critiquons, nous poursuivrons jusqu'au bout une tâche que nous considérons
comme un devoir.

Toutes les observations seront accueillies
par nous avec reconnaissance, et si on nous
démontre que ce que nous attaquons est
juste et rationnel, le premier nous recon-
naîtrons notre erreur, le premier nous ap-
plaudirons.

Au reste, ces abus, dont nous parlons,
nous en avons été victime comme tant d'autres: c'est donc à nous à les dénoncer au

public vétérinaire que nous prenons pour
juge!

Il n'entre pas dans notre intention de les
signaler tous, ces abus, du moins pour le
moment; pour cette fois nous voulons seu-
ment examiner une méthode d'enseignement
pratique, qui depuis deux ans déjà fonction-
ne à l'Ecole de Lyon et qui nous a paru
présenter peu d'avantages et de graves in-
convénients. Je veux parler de la création
d'une clinique annexe.

Jusqu'au 15 Octobre 1866 ou à peu près,
le service de la Clinique à l'Ecole de Lyon
était, comme dans les autres Ecoles vétérinaires, sous la direction exclusive d'un
seul professeur, aidé d'un chef de service.
Mais à cette époque, on jugea avantageux
d'opérer un dédoublement et de constituer
un service spécial pour les animaux atteints
de maladies internes, service désigné d'a-
bord par l'épithète de Clinique interne et
plus tard par celle de Clinique annexe.

Cette dernière qualification est mainte-
nant suffisamment connue des lecteurs du
Journal de Médecine vétérinaire, grâce aux
leçons de Clinique recueillies et rédigées par
tel ou tel élève. Mais ne sortons pas du sujet.

Dans une allocution que fit aux élèves M. Saint-Cyr, en inaugurant le service de la Clinique annexe, ce professeur essaya de leur démontrer que cette modification était une des plus heureuses de celles qui avaient été opérées depuis la création des Ecoles vétérinaires. Nous étions présent, nous n'avions pas d'opinion préconçue; nous avons attendu les effets de cette mesure afin de ne pas porter de jugement prématuré.

Le but avoué de cette modification a été de placer les animaux malades dans des conditions plus avantageuses pour leur traitement et en outre de rendre plus fructueux le travail des élèves du Cours de pratique.

Réunir dans la même main la théorie et la pratique peut paraître et est en principe une bonne mesure; mais il est loin d'en être de même en application: il arrive souvent en effet qu'un maître fort théoriste est tout à fait inepte en pratique.

On a eu pour but en deuxième lieu, avons nous dit, de rendre plus fructueux le travail des élèves du cours de pratique: nous ne pensons pas non plus que ce but ait été atteint, et voici les considérations sur lesquelles nous nous basons. Et d'abord le nouveau système a l'immense inconvénient de prendre un temps considérable aux élèves de troisième et quatrième années: ainsi les leçons qui autrefois étaient professées de dix heures à midi, sont renvoyées de deux à quatre, d'où la perte presque totale d'une étude. Quant au temps compris entre dix heures et midi, il est pris presque complètement par la Clinique annexe.

Qu'on ne vienne pas dire que nous exagérons: la Clinique annexe est sonnée à dix heures et demie en hiver et dix heures en été. Notons en passant que sauf de rares exceptions. M. Saint-Cyr, très-occupé par des études qui ne nous regardent pas, se plait pour ainsi dire à faire attendre les élèves un quart d'heure, une demi-heure et même davantage; temps à peu près complètement perdu pour ces derniers.

Mais supposons la Clinique annexe commencée, elle n'est pas finie: il n'est pas rare de la voir se prolonger jusqu'à onze heures et demie et même beaucoup plus tard et cela pour visiter trois, quatre, cinq chevaux, quelquefois moins, rarement plus, et quelques chiens.

Une étude approfondie est une excellente chose; mais trop prolongée, elle fatigue, devient somnifère et provoque chez la plupart des auditeurs de l'apathie et de l'indifférence, souvent même une inattention volontaire.

Aussi ce système a-t-il l'immense inconvénient de déplaire au plus haut point aux élèves, qui n'assistent à la Clinique annexe que par crainte de punitions, souvent même ils s'en exemptent.

Quant à la discipline qui préside aux exercices dirigées par M. Saint-Cyr et Cie, c'est encore toute autre chose. Ce professeur est sous le rapport des punitions d'une générosité vraiment prodigieuse: la maladie d'un cheval ou d'un chien s'aggrave-t-elle? Ce n'est pour M. Saint-Cyr ni la faute de la maladie, ni celle du traitement prescrit, ni même celle d'une errreur de diagnostic; c'est celle de l'Elève. Trop heureux alors celui qui en est quitte pour quelques uns de ces qualificatifs — que par respect pour le lecteur, nous n'écrivons pas ici — et qui s'échappent avec tant de facilité de la bouche de M. Saint-Cyr et souvent aussi de celle de son émule M. Peuch.

En tous cas, pauvres victimes, subissez punitions ou invectives sans murmurer, sinon vous aurez acquis à jamais les bonnes grâces du maître qui saura s'en souvenir en fin d'année: il vous le dira lui-même.

Puisque nous venons de toucher deux mots de la discipline, nous ajouterons que M. Saint-Cyr n'est pas le seul des Professeurs ou Chefs de service qui sans cause ou pour des causes futiles accablent les Elèves de punitions: Vraiment il semble que ces Messieurs ont oublié qu'ils ont été jeunes, et qu'eux aussi, ils ont été Elèves! La liberté dans les Ecoles vétérinaires étant déjà suffisamment restreinte; voudrait-on en venir à l'internat absolu?

Enfin, pour compléter la mesure M. Saint-Cyr s'est ajoint quelques élèves qui chaque jour sont en tête à tête avec lui: Or des rapports clandestins et presque constants de quelques élèves — choisis ad hoc — avec un maître, ont pour conséquence positive et très-regrettable de faire connaître à ce maître des choses qu'il ne devrait pas savoir où tout au moins qu'il ne devrait pas apprendre par l'intermédiaire de trop complaisants subordonnés. Il y a déjà assez

et même trop des employés subalternes de
l'Ecole pour faire connaître aux Chefs de
cet établissement tout ce qui s'y passe!

Je me plais à enregistrer ici cette dé-
couverte du génie inventif de M. Saint-Cyr
« la police médicale! «

Pour terminer, nous le répétons, nous
nous bornons à indiquer ici les points prin-
cipaux d'une discussion qui ne peut man-
quer d'être lumineuse, si nous en croyons
le proverbe « ex ictu stella » c'est du choc
que jaillit l'étincelle. D'après les arguments
qui nous seront opposés, nous développe-
rons les idées sommaires que nous venons
d'exposer: la contradiction nous trouvera
toujours impartial, mais jamais muet!

———————

Le travail que nous livrons aujourd'hui
à la publicité, devait être imprimé dès le
mois de juin 1868: nous l'avions adressé
à un journal vétérinaire sur l'impartialité
duquel nous comptions. Nous nous étions
abusé, puisque non seulement on nous re-
fuse les colonnes de ce journal; mais, que

de plus, on n'a pas même daigné nous honorer d'une réponse.

Notre critique n'a pourtant pas paru l'œuvre d'un Zoïle, puisque depuis cette époque, certaines améliorations ont été introduites dans le service de la Clinique annexe.

Nous ne savions à quoi attribuer ces innovations imprévues, lorsque nous avons appris de bonne source que le rédacteur du du journal auquel nous avions adressé notre article l'avait envoyé à M. Saint-Cyr qui après l'avoir lu en a fait son profit!

Nous sommes heureux d'avoir pu contribuer, avant la publication de notre travail, à ce résultat désirable.

Septembre 1868.